50 Ricette per aumentare la produzione di latte materno:

Dai al tuo corpo i cibi giusti per aiutarlo a generare un latte di qualità in modo veloce

Di

Joe Correa CSN

DIRITTO D'AUTORE

Questa pubblicazione è stata progettata per fornire informazioni accurate e autorevoli per quanto riguarda la materia disciplinata. Viene venduto con la consapevolezza che né l'autore né l'editore si impegnano a fornire consulenza medica. Se è necessario, consultare uno specialista. Questo libro è considerato una guida e non deve essere usato in alcun modo potenzialmente dannoso per la salute. Consultare un medico prima di iniziare questo piano nutrizionale per assicurarsi che sia adatto al caso.

RINGRAZIAMENTI

Questo libro è dedicato a tutti i miei amici e famigliari che hanno avuto problemi di salute, sia leggeri che gravi, affinché possano trovare i rimedi giusti ed effettuare i necessari cambiamenti nella propria vita.

50 Ricette per aumentare la produzione di latte materno:

Dai al tuo corpo i cibi giusti per aiutarlo a generare un latte di qualità in modo veloce

Di

Joe Correa CSN

CONTENUTI

Diritto d'autore

Ringraziamenti

Cenni sull'autore

Introduzione

50 Ricette per aumentare la produzione di latte materno: dai al tuo corpo i cibi giusti per aiutarlo a generare un latte di qualità in modo veloce

Altri titoli dell'autore

CENNI SULL'AUTORE

Dopo anni di ricerca, credo onestamente negli effetti positivi che una corretta alimentazione può avere su tutto il corpo e sulla mente. La mia conoscenza ed esperienza mi hanno aiutato a vivere in modo più sano nel corso degli anni e ho condiviso questo metodo con la famiglia e gli amici. Quanto più si sa di mangiare e bere sano, tanto prima si vorranno cambiare gli stili di vita e le abitudini alimentari.

La nutrizione è una parte fondamentale nel processo di mantenersi in buona salute e vivere più a lungo, quindi meglio iniziare da subito. Il primo passo è il più importante e il più significativo.

INTRODUZIONE

50 Ricette per aumentare la produzione di latte materno: dai al tuo corpo i cibi giusti per aiutarlo a generare un latte di qualità in modo veloce

Di Joe Correa CSN

Una corretta alimentazione è la componente fondamentale nella creazione di una buona lattazione. Gli alimenti lattogenici, chiamati anche galactagogues, facilitano la produzione di latte, aumentando alcuni ormoni che stimolano il rilascio di latte materno. Alcuni galactagogues, grazie al loro elevato contenuto di acqua, favoriscono l'idratazione, e ne consegue una migliore produzione di latte.

Questo libro ti fornirà ricette semplici e facili che chiunque può preparare in pochissimo tempo in modo che il tuo corpo possa avere le vitamine e i minerali necessari per stimolare la produzione di latte materno velocemente.

Alcuni alimenti aiutano anche a regolare l'umore. Gli studi hanno dimostrato che alti livelli di stress possono causare un calo dei livelli di prolattina, che è l'ormone principale nel promuovere la sintesi e la secrezione di latte, quindi è importante rimanere rilassate.

La stimolazione meccanica proveniente dal bambino è anch'essa essenziale per la produzione di latte.

L'attaccamento corretto al seno e la suzione costante stimolano l'ormone ossitocina a rilasciare più latte dai tessuti mammari. Rendi il tuo latte ricco, saporito e nutriente per una migliore lattogenesi. Questo libro è pieno di galattogoghi ampiamente e/o tradizionalmente utilizzati che soddisferanno qualsiasi madre che allatta!

50 RICETTE PER AUMENTARE LA PRODUZIONE DI LATTE MATERNO: DAI AL TUO CORPO I CIBI GIUSTI PER AIUTARLO A GENERARE UN LATTE DI QUALITÀ IN MODO VELOCE

1. Trifoglio rosso e uova

Il trifoglio rosso è una buona fonte di isoflavoni che hanno proprietà estrogene che aiutano a stimolare la produzione di latte. Gli studi dimostrano che il trifoglio rosso stimola la secrezione di prolattina, aumentando di conseguenza la produzione di latte materno.

Ingredienti:

- 3 cucchiai di foglie di trifoglio rosso, tritate

- 1 uovo di medie dimensioni

- 1 dado di pollo

- 1 cucchiaio di cipolla tritata

- 1 cucchiaio di olio d'oliva

- 4 tazze di acqua

- Sale e pepe a piacere

Preparazione:

Soffriggere la cipolla in olio d'oliva finché diviene tenera. Mescolare nelle foglie di trifoglio rosso tritato. Aggiungere l'acqua e il dado e portare ad ebollizione a fuoco medio. In una ciotola a parte, sbattere un uovo e versarlo lentamente nella miscela di trifoglio. Mescolare delicatamente fino a quando l'uovo si trasforma. Spegnere il fuoco e condire con sale e pepe.

Porzioni: 3

• Dimensione della dose: 340g

Quantità per porzione:

Calorie totali: 66

Grassi totali: 6.3g

Carboidrati totali: 7g

Proteine: 2.1g

Vitamine: Vitamina A 1%, 2% di Calcio, Ferro 2%

Minerali: 328mg Sodio, Potassio 32mg

Ricca di: Selenio

2. Insalata di tacchino con semi di papavero

Il tacchino è una scelta eccellente per una dieta ricca di proteine e povera di grassi. Esso fornisce Ferro, Vitamina B e Selenio che sono vitamine comunemente carenti tra le madri che allattano.

Ingredienti:

- 1 tazza di tacchino, a dadini e già cotto

- 1 cucchiaino di succo di limone

- 2 cucchiai di olio d'oliva

- 1 cucchiaio di semi di papavero

- 2 testa di lattuga romana

Preparazione:

In una ciotola media, mescolare semi di papavero, succo di limone e olio d'oliva. Aggiungere il tacchino e mescolare fino a quando il tacchino è completamente coperto dai semi di papavero e dalla miscela di olio di oliva. Mescolare nella lattuga romana e gustare!

Porzioni: 3

• Dimensione della dose: 277g

Quantità per porzione:

Calorie totali: 205

Grassi totali: 13.4g

Carboidrati totali: 7,2 g

Proteine: 15.2g

Vitamine: Vitamina A 0% • Vitamina C 18% • Calcio 5% • Ferro 60%

Minerali: 45 mg di Sodio, Potassio 466mg

Ricca di: Ferro, Selenio Vitamina B6, Vitamina B12

3.   Biscotti al lievito di birra

Il lievito di birra è un fungo ricco di nutrienti essenziali, quali Ferro, Vitamine B, B12, Cromo, Proteine e Selenio. E' noto per aiutare le madri ad aumentare il latte materno e per regolare l'umore per combattere la depressione post-parto.

Ingredienti:

- 1/2 tazza di burro

- 2 uova

- 1 cucchiaino di estratto di vaniglia

Ingredienti secchi:

- 1 ½ tazza di zucchero

- ½ tazza di cacao in polvere

- 1 ½ tazza di farina

- ½ cucchiaino di Lievito in polvere

- ½ cucchiaino di sale

- 1 cucchiaio di Lievito di birra

Preparazione:

Preriscaldare il forno a 350 ° F.

Utilizzando un frullatore, mescolare il burro, lo zucchero e l'estratto di vaniglia. Mescolare bene. Aggiungere le uova e continuare la miscelazione. In una ciotola a parte, mescolare gli ingredienti secchi rimanenti. Mescolare con il composto di burro. Versare in una teglia quadrata 9x9 pollici unta. Cuocere per circa 20 minuti.

Porzioni: 5

• Dimensione della dose: 148g

Quantità per porzione:

Calorie totali: 571

Grassi totali: 21.7g

Carboidrati totali: 93.8g

Proteine: 7.8g

Vitamine: Vitamina A 13% • Calcio 5% • Ferro 19%

Minerali: 391mg Sodio, Potassio 337mg

Ricca di: Fibra alimentare, Ferro, Niacina, Acido pantotenico, Fosforo, Potassio, Riboflavina, Selenio, Tiamina, Vitamina B, Zinco

4. Torta al cioccolato con fieno greco

Il fieno greco è un rimedio a base di erbe noto per stimolare la produzione di latte materno. Funziona aumentando i livelli di prolattina.

Ingredienti:

*   1 tazza di latte

*   ¾ tazza di olio di canola

*   1 cucchiaino di estratto di vaniglia

*   3 uova di grandi dimensioni

Ingredienti secchi:

*   2 cucchiaini di semi di fieno greco

*   2 tazze di zucchero

*   2 tazze di farina

*   1 tazza di cacao

*   2 cucchiaini di lievito in polvere

*   1 cucchiaino di bicarbonato di Sodio

*   ½ cucchiaino di sale

Preparazione:

Preriscaldare il forno a 350 ° F.

In una grande ciotola, mescolare lo zucchero, la farina, il cacao, il lievito, il bicarbonato di sodio, il sale e il fieno greco. Mescolare, poi aggiungere gli altri ingredienti. Mescolare bene per circa 2 minuti o fino a quando la consistenza della pastella diventa liscia.

Versare l'impasto in una teglia unta di 13x9 pollici. Cuocere in forno per 35-40 minuti.

Dosi: 6

• Dimensione della dose: 190g

Quantità per porzione:

Calorie totali: 641

Grassi totali: 29.2g

Carboidrati totali: 94.4g

Proteine: 10.0g

Vitamine: Vitamina A 2% • Calcio 14% • Ferro 25%

Minerali: 399mg Sodio, Potassio 549mg

5.   Polpette di zucca

La zucca è vegetale un facile da digerire che aumenta la produzione di latte materno. Mantiene una madre che allatta idratata grazie al suo alto contenuto di acqua. Normalizza anche dopo il parto i livelli di zucchero nel sangue.

Ingredienti:

Polpette:

- 1 uovo

- 500 g. carne di maiale macinata

- ½ tazza di pangrattato

- 2 cucchiai di aglio, tritato

- 1 cucchiaio di cipolla tritata

- 2/3 di tazza di zucca, tritata finemente

- ½ tazza di carote

- 1 cucchiaino di sale

- Olio di oliva per friggere

Salsa di pomodoro:

- 1 cucchiaio di aglio tritato

- 1 cucchiaio di cipolla tritata

- 400g. di salsa di pomodoro

- 2 lattine da 400 g. di pomodorini

- 2 cucchiaini di pomodoro concentrato

- 1 cucchiaio di origano secco per guarnire

Preparazione:

Unire tutti gli Porzioni le polpette e mescolare. Usare le mani oliate per incorporare completamente la pastella. Formare delle palline rotonde con diametro di 2-3 pollici. Friggere. Asciugare l'olio in eccesso e metterle su un piatto.

Salsa di pomodoro:

A fuoco medio, soffriggere l'aglio fino a doratura. Soffriggere la cipolla fino a renderla traslucida. Versare i barattoli di polpa di pomodoro, la salsa di pomodoro e il concentrato di pomodoro. Ridurre il calore e far sobbollire per 10 minuti. Servire in cima alle polpette e guarnire con foglie di origano.

Porzioni: 4

• Dimensione della dose: 305g

Quantità per porzione:

Calorie totali: 360

Grassi totali: 20.0g

Carboidrati totali: 22.4g

Proteine: 23.8g

Vitamine: Vitamina A 77% • Calcio 8% • Ferro 17% • Vitamina C 38%

Minerali: 814mg Sodio, Potassio 894mg

Ricca di: Niacina, Selenio, Tiamina, Vitamina A, Vitamina B6, Vitamina C

6. Pollo fritto impanato con semi di papavero

I semi di papavero stimolano il riflesso di produzione del latte, aiutando le madri a rilassarsi.

Ingredienti:

- 500 g. Petto di pollo
- Olio di colza per friggere

Condimento:

- 1/4 tazza di farina
- 1 cucchiaio di semi di papavero
- ½ cucchiaino di sale
- ½ cucchiaino di pepe
- 1 uovo, sbattuto

Preparazione:

Mescolare tutti gli Porzioni l'impanatura. Impanare il petto di pollo nella miscela. Friggere a fuoco medio fino a doratura. Asciugare su carta assorbente per eliminare l'olio in eccesso.

Porzioni: 3

• Dimensione della dose: 232 g

Quantità per porzione:

Calorie totali: 670

Grassi totali: 45.2g

Carboidrati totali: 9.0g

Proteine: 57.1g

Vitamine: Vitamina A 1% • Calcio 0% • Ferro 18% • Vitamina C 8%

Minerali: 601mg Sodio, Potassio 479mg

Ricca di: Niacina, Selenio, Vitamina B6

7.   Budino di semi di finocchio

Il finocchio è una pianta che sa di anice o liquirizia. Si pensa migliori la produzione di latte materno. Si tratta di un cibo facile da digerire che aiuta ad alleviare le coliche nei neonati.

Ingredienti:

- 2 cucchiai di semi di finocchio

- 2 tazze di acqua bollente

- ¼ tazza di burro

- 2 tazze di latte

- 1 ¾ tazza di zucchero

- 3 tazze di uova, (tuorlo d'uovo sbattuto e separato)

- 3 cucchiai di amido di mais

- 1 cucchiaino di estratto di vaniglia

- ½ cucchiaino di sale

- Olio per ungere

Preparazione:

Per preparare l'infuso semi di finocchio, far bollire 2 cucchiai di semi di finocchio in 2 tazze di acqua. Far riposare durante la notte.

Per fare il budino, preriscaldare il forno a 350° F. In secondo luogo, in una casseruola media a fuoco medio, sbattere insieme amido di mais, zucchero e sale. Lentamente frustare nel latte e nel tuorlo d'uovo sbattuto. Abbassare la fiamma e continuare la cottura per 15 minuti fino a che si addensa. Aggiungere l'infusione di semi di finocchio e mescolare. Togliere dal fuoco e aggiungere il burro e l'estratto di vaniglia.

Infine, versare in 6 stampini unti d'olio. Cuocere in forno per 35 min. Raffreddare prima di servire.

Porzioni: 4

• Dimensione della dose: 267g

Quantità per porzione:

Calorie totali: 574

Grassi totali: 17.7g

Carboidrati totali: 100.9g

Proteine: 8,8 g

Vitamine: Vitamina A 11% • Calcio 20% • Ferro 7% • Vitamina C 1%

Minerali: 479mg Sodio, Potassio 169mg

8.   Anguria cetriolo cavolfiore

L'anguria combinata con cetrioli e cavolfiori ha un alto contenuto di acqua che è essenziale nella produzione di latte.

Ingredienti:

- 3 tazze di anguria

- ½ tazza di cetriolo

- ½ tazza di cavolfiore

Preparazione:

Spremere tutti gli ingredienti con lo spremiagrumi o un mixer e bere!

Porzioni: 2

• Dimensione della dose: 279g

Quantità per porzione:

Calorie totali: 79

Grassi totali: 4g

Carboidrati totali: 19.4g

Proteine: 2.0g

Vitamine: Vitamina A 27% • Calcio 3% • Ferro 4% • Vitamina C 51%

Minerali: 11mg Sodio, Potassio 367mg

Ricca di: Potassio, Vitamina A, Vitamina B6, Vitamina C

9.   Zuppa di ceci

I ceci sono ricchi di Proteine, Calcio, Vitamine del complesso B e Fibre. Stimolano la produzione di latte nelle madri.

Ingredienti:

- 1 1/2 tazza di ceci, purea
- 1 cucchiaio di cipolla tritata
- ½ tazza di burro
- 2/3 tazza di farina
- 2 tazze di latte
- 2 cubetti di brodo di pollo
- Pepe qb
- 6 tazze di acqua bollente

Preparazione:

Per fare la purea di ceci, immergere i ceci durante la notte e sciacquarli. Al mattino, lavare i ceci per ridurre il gas intestinale che possono causare. Farli bollire in 6 tazze di acqua fino a quando i ceci sono teneri. Raffreddare, poi fare la purea in un frullatore.

A un fuoco basso, far sciogliere il burro e soffriggere la cipolla finché sarà tenera. Aggiungere i cubetti di brodo di pollo, la farina e il latte. Mescolare per addensare. Aggiungere la purea di ceci. Servire caldo.

Porzioni: 3

• Dimensione della dose: 334g

Quantità per porzione:

Calorie totali: 826

Grassi totali: 40.6g

Carboidrati totali: 90.9g

Proteine: 28.3g

Vitamine: Vitamina A 21% • Calcio 31% • Ferro 42% • Vitamina C 7%

Minerali: 773mg Sodio, Potassio 1026mg

Ricca di: Vitamina B6

10. Panini di uova ed erba medica

L'erba medica è ricca di proteine e di fibre, di antiossidanti, contiene vitamine e minerali ed è povera di grassi saturi. Contiene anche fitoestrogeni che aumentano la produzione di latte tra gli animali da latte in lattazione.

Ingredienti:

- 4 uova, sode

- 1/8 cucchiaino di cumino in polvere

- 1 gambo di sedano

- ½ tazza di maionese

- Sale e pepe a piacere

- ½ tazza di erba medica, tagliata a metà del fusto

- 2 fette di pane di frumento

Preparazione:

Far bollire le uova per 8 minuti. Sbucciare le uova. Sbatterle. Unirle con tutti gli altri ingredienti e mescolare. Distribuire generosamente sul pane e servire.

Porzioni: 7

• Dimensione della dose: 103g

Quantità per porzione:

Calorie totali: 241

Grassi totali: 10.0g

Carboidrati totali: 27.5g

Proteine: 10,7 g

Vitamine: Vitamina A 4% • Calcio 8% • Ferro 11% • Vitamina C 0%

Minerali: 464mg Sodio, Potassio 184mg

Ricca di: Manganese, Selenio

11.   Panino con pollo alla griglia

Il Bokchoy è ricco di acido folico. Ha un alto contenuto di Vitamina B e Ferro che può aumentare la produzione di latte.

Ingredienti:

* 250g. filetto di petto di pollo

* 2 fette di formaggio cheddar

* ¼ di tazza di bokchoy (steli e foglie)

* ½ cucchiaino di olio d'oliva

Preparazione:

Irrorare il pollo con olio d'oliva e condire con sale e pepe prima di cuocere.

A fuoco medio, condire una fetta di pane e mettere la parte oliata del pane rivolta verso il basso in una padella. Mettere il formaggio sulla parte superiore del pane finché non si scioglie. Trasferire in un piatto e fare uno strato con pollo e bokchoy grigliati sulla parte superiore. Utilizzando la stessa padella, tostare un'altra fetta di pane oliata a fuoco basso. Coprire il panino con la fetta di pane tostato.

Porzioni: 2

• Dimensione della dose: 161g

Quantità per porzione:

Calorie totali: 361

Grassi totali: 19.7g

Carboidrati totali: 0,6 g

Proteine: 43.2g

Vitamine: Vitamina A 7% • Calcio 22% • Ferro 11% • Vitamina C 1%

Minerali: 282mg Sodio, Potassio 341mg

Ricca di: Niacina, Fosforo, Selenio

12. Focaccina ai mirtilli con semi di fieno greco

I semi di fieno greco sono un galattagogo popolare. Sono noti per stimolare la secrezione dell'ormone della crescita umano. Rilassa l'apparato digerente nei bambini e stabilizza i livelli di zucchero nel sangue nelle donne che allattano.

Ingredienti:

- 1 tazza di latte intero

- 2 cucchiai di olio vegetale

- 2 uova

- 1 cucchiaino di estratto di vaniglia

- 1 tazza di mirtilli freschi

Ingredienti secchi:

- 1 cucchiaino di semi di fieno greco

- 2 tazze di farina

- 1 ½ tazza di zucchero

- 2 cucchiaini di lievito in polvere

- ½ cucchiaino di sale

Preparazione:

Preriscaldare il forno a 375 °F.

In una grande ciotola, unire tutti gli ingredienti secchi. Utilizzando un mixer, unire l'olio vegetale, uova latte e la vaniglia. Mescolare in modo uniforme per alcuni minuti. Inserire nei mirtilli.

Dividere l'impasto tra 12 focaccine sopra la carta forno. Cuocere in forno per 30 minuti.

Porzioni: 8

• Dimensione della dose: 134g

Quantità per porzione:

Calorie totali: 333

Grassi totali: 5.9g

Carboidrati totali: 66.4g

Proteine: 5.8G

Vitamine: Vitamina A 2% • Calcio 10% • Ferro 12% • Vitamina C 5%

Minerali: 177mg Sodio, Potassio 236mg

13. Zuppa d'orzo

L'orzo è un cereale che migliora l'allattamento. Grazie al suo elevato contenuto di acqua, aiuta le madri che allattano ad essere idratate, il che è importante per aumentare la produzione di latte.

Ingredienti:

- 400g. punta controfiletto di manzo, a pezzi
- ½ tazza di carote
- ½ tazza di peperone, tritato
- 2 lattine da 400g. di pomodori a dadini
- 400g. di salsa di pomodoro
- 2 dadi da brodo di manzo
- ½ tazza di orzo in foglie, tritate finemente
- 4 tazze di acqua
- Sale e pepe

Procedura:

Tagliare la carne a pezzi. Asciugare con un tovagliolo di carta e condire con sale e pepe.

Unire tutti gli ingredienti in un crockpot. Cuocere a fuoco lento per 8 ore.

Porzioni: 5

• Dimensione della dose: 432g

Quantità per porzione:

Calorie totali: 281

Grassi totali: 6.3g

Carboidrati totali: 26.0g

Proteine: 30.7g

Vitamine: Vitamina A 75% • Calcio 4% • Ferro 96% • Vitamina C 67%

Minerali: 779mg Sodio, Potassio 1167mg

Ricca di: Niacina, Fosforo, Ferro, Potassio, Selenio, Vitamina A, Vitamina B6, Vitamina B12, Vitamina C, Zinco

14.   Burro di arachidi e pasta con i broccoli

Il burro di arachidi è una buona fonte di acidi grassi essenziali come gli omega 3, 6 e 9. I grassi sani sono essenziali per la produzione di ormoni, che aiutano ad aumentare la produzione di latte materno.

Ingredienti:

- 3 cucchiai di burro di arachidi

- 1 cucchiaio di olio di sesamo

- 2 cucchiai di aglio, tritato

- 250g. di pasta

- 2 cucchiai di salsa di pesce

- ½ tazza di broccoli, tritati

- ½ tazza di acqua

- 1 cucchiaino di cipolla verde per guarnire, tritata

Preparazione:

Per la salsa, mescolare il burro di arachidi, olio di sesamo, salsa di pesce e aglio. Aggiungere ½ tazza di acqua e in modo uniforme mescolare.

In una pentola a parte, far bollire i broccoli fino a renderli verde brillante. Mettere da parte. Usare la stessa acqua per bollire la pasta. Cospargere di sale prima di immergere la pasta. Far bollire fino a quando la pasta è cotta. Togliere dal fuoco e scolare la pasta. Aggiungere la salsa e i broccoli in cima. Guarnire con le cipolle verdi. Servire e godere.

Porzioni: 2

• Dimensione della dose: 265g

Quantità per porzione:

Calorie totali: 417

Grassi totali: 22.8g

Carboidrati totali: 9.8g

Proteine: 44.3g

Vitamine: Vitamina A 4% • Calcio 5% • Ferro 21% • Vitamina C 39%

Minerali: 1589mg Sodio, Potassio 550mg

Ricca di: Niacina, Vitamina B6, Selenio

15.   Maccheroni e broccoli

I broccoli dovrebbero essere una parte importante della dieta di una madre che allatta perché forniscono Vitamina D e Calcio, che sono essenziali per lo sviluppo delle ossa del bambino. Sono anche ricchi di proteine.

Ingredienti:

- 2 tazze di formaggio cheddar, grattugiato
- 4 once di parmigiano grattugiato
- 1 cubetto di brodo di pollo
- 6 tazze di acqua
- 2/3 tazza di farina
- 1 ½ tazza di latte
- ½ tazza di broccoli
- ¾ di tazza di carote a dadini
- ½ tazza di sedano
- 400g. di maccheroni

Procedura:

A fuoco medio, soffriggere l'aglio fino a doratura. Soffriggere la cipolla fino a renderla traslucida. Aggiungere 6 tazze di acqua, farina e il brodo di pollo. Far bollire per 1-2 minuti. Abbassare il fuoco e lasciar cuocere per addensare la zuppa, circa 10 minuti. Aggiungere i broccoli e le carote. Continuare la cottura fino a quando le carote sono morbide per circa 4-5 minuti. Aggiungere il latte, il formaggio e i maccheroni. Mescolare e continuare la cottura fino a quando il formaggio è fuso e i maccheroni morbidi.

Porzioni: 4

• Dimensione della dose: 343g

Quantità per porzione:

Calorie totali: 745

Grassi totali: 29.3g

Carboidrati totali: 80.2g

Proteine: 40.4g

Vitamine: Vitamina A 88% • Calcio 81% • Ferro 27% • Vitamina C 20%

Minerali: 1134mg Sodio, Potassio 757mg

Ricca di: Calcio, Fosforo, Vitamina A

16.   Pollo in salsa di pomodoro

I pomodori sono ricchi di beta-carotene, che è un precursore della Vitamina A. I pomodori sono ricchi di licopene, che contiene l'antiossidante a più alta concentrazione misurata negli alimenti.

Ingredienti:

- 400g. di petto di pollo, tagliato a dadini

- 2/3 di tazza di basilico

- 400g. pomodori a cubetti in scatola

- 400g. salsa di pomodoro in scatola

- 2 cucchiai di aglio tritato

- Sale e pepe a piacere

- 1 cucchiaio di olio d'oliva

Procedura:

Condire il pollo con sale e pepe. Spadellare per circa 5 minuti. Trasferire in un piatto.

Per la salsa, a fuoco medio, soffriggere l'aglio. Aggiungere le lattine di pomodoro tagliato a dadini e la salsa di pomodoro. Far bollire e mescolare bene. Ridurre il calore. Cuocere a fuoco lento per 10 minuti.

Su un piatto, versare la salsa sopra il pollo e servire!

Porzioni: 3

• Dimensione della dose: 416g

Quantità per porzione:

Calorie totali: 325

Grassi totali: 10.0g

Carboidrati totali: 14.4g

Proteine: 46.3g

Vitamine: Vitamina A 37% • Calcio 7% • Ferro 21% • Vitamina C 51%

Minerali: 860mg Sodio, Potassio 1134mg

Ricca di: Niacina, Selenio, Fosforo, Vitamina A, Vitamina B6, Vitamina B12, Vitamina C

17. Cardo mariano con gelato alla vaniglia

Il cardo mariano si trova comunemente nei pasti delle madri che allattano. Gli studi dimostrano che aiuta ad aumentare la produzione di latte fra le vacche.

Ingredienti:

- 1 confezione di gelatina senza sapore
- ½ cucchiaino di caffè solubile decaffeinato
- ½ tazza di zucchero
- 1/2 foglie di cardo mariano, tritato finemente
- 1 cucchiaino di succo di limone
- 1/8 cucchiaino di sale
- Acqua per bollitura
- 1 tazza di panna alla vaniglia

Preparazione:

Preparare il cardo mariano pulendo le foglie del cardo. Indossare guanti e rimuovere le spine. Lavare le foglie. Togliere le foglie dalla nervatura. Tagliare le parti fibrose inutili. Far bollire le foglie. Aggiungere il sale e il succo di limone. Mescolare. Far raffreddare, scartare il brodo e tagliare i cardi molto finemente per fare ½ tazza.

Bollire la gelatina in 4-6 tazze di acqua, o in base alle istruzioni sulla confezione. Abbassare la fiamma. Aggiungere il caffè decaffeinato solubile, zucchero, e i cardi. Far bollire per qualche minuto fino ad ottenere un composto omogeneo. Togliere dal fuoco. Trasferire la miscela di un vassoio poco profondo. Quando la gelatina è completamente fredda e ferma, tagliarla a dadini.

Riempire un bicchiere con la gelatina e guarnire con gelato alla vaniglia.

Porzioni: 2

• Dimensione della dose: 140g

Quantità per porzione:

Calorie totali: 380

Grassi totali: 8.0g

Carboidrati totali: 67.0g

Proteine: 14.5g

Vitamine: Vitamina A 6% • Calcio 10% • Ferro 1% • Vitamina C 3%

Minerali: 233mg Sodio, Potassio 149mg

18. Frittata di cavolo con funghi e formaggio

Il cavolo ha un alto contenuto di fitoestrogeni che si ritiene promuovano il tessuto mammario sano e aumentino la lattazione.

Ingredienti:

• 3 uova

• 1 cucchiaio di cipolla

• ½ cucchiaio di burro

• 1/8 cucchiaino di sale

• 1/8 cucchiaino di pepe

• 2 cucchiai di latte

• ¼ di tazza di formaggio Cheddar, triturato

• ¼ tazza di cavolo, senza steli

• 1 cucchiaio di olio

Preparazione:

In una ciotola, sbattere bene le uova. Aggiungere sale e pepe.

In una padella, soffriggere nell'olio la cipolla, cavoli e funghi. Mettere da parte.

In una padella a fuoco medio-alto, fondere il burro. Versare le uova sbattute e diffonderle in modo uniforme. Aggiungere il latte. Quando l'uovo è fermo ma ancora cola sulla parte superiore, aggiungere le verdure saltate. Cuocere fino a quando non cola più, per circa 1-2 minuti. Quindi aggiungere il formaggio e piegare delicatamente la frittata a metà. Impiattare.

Porzioni: 2

• Dimensione della dose: 120g

Quantità per porzione:

Calorie totali: 251

Grassi totali: 8.0g

Carboidrati totali: 2.9g

Proteine: 12.7g

Vitamine: Vitamina A 37% • Calcio 17% • Ferro 8% • Vitamina C 17%

Minerali: 359mg Sodio, Potassio 162mg

Ricca di: Selenio, Vitamina A

19. Frullato alla vaniglia, nocciole e latte di mandorla

La mandorla è ricca di grassi monoinsaturi che rendono il latte materno nutriente e più grasso.

Ingredienti:

- 1 ½ tazza di latte

- 1 tazza di panna alla vaniglia

- ½ tazza di nocciole, triturate

- ½ tazza di mandorle, triturate

- ½ cucchiaino di estratto di mandorla

- 3- 4 cubetti di ghiaccio

Procedura:

Gettare tutti gli ingredienti in un frullatore e mescolare bene. Cospargere con mandorle tritate e nocciole.

Porzioni: 2

• Dimensione della dose: 227g

Quantità per porzione:

Calorie totali: 350

Grassi totali: 27.0g

Carboidrati totali: 17.3g

Proteine: 13.8g

Vitamine: Vitamina A 1% • Calcio 30% • Ferro 10% • Vitamina C 2%

Minerali: 87mg Sodio, Potassio 408mg

Ricca di: Manganese, Vitamina B6

20.   Muesli d'avena e fragola

L'avena è facilmente digeribile ed è ricca di ferro, che stimola la produzione dell'ossitocina, un ormone che genera latte.

Ingredienti:

- 2 cucchiai di miele

- 2 cucchiai di noci tostate, tritate

- 1 tazza di fiocchi d'avena

- 1 tazza di yogurt bianco light

- 1 cucchiaino di estratto di vaniglia

- 2 cucchiai di olio di colza

- ½ tazza di fragole fresche

Preparazione:

Preriscaldare il forno a 200 °C.

Per fare il muesli, in un vassoio, unire avena, noci, miele, olio di canola e vaniglia. Mescolare bene con le mani. Cuocere in forno per 5-7 minuti. Aprire il forno e mescolare il composto. Cuocere in forno per altri 5 minuti. Far raffreddare.

In un bicchiere, mettere lo yogurt. Cospargere di muesli tostato, noci tritate e fragola.

Porzioni: 2

• Dimensione della dose: 244g

Quantità per porzione:

Calorie totali: 496

Grassi totali: 22.9g

Carboidrati totali: 57.4g

Proteine: 14.5g

Vitamine: Vitamina A 1% • Calcio 26% • Ferro 13% • Vitamina C 37%

Minerali: 90mg Sodio, Potassio 545mg

Ricca di: Manganese

21.   Sauté di asparagi e aglio

L'asparago è ricco di fibre, Vitamina A e K. Stimola gli ormoni del latte nelle neo mamme.

L'aglio è anche un potente galattogeno perché stimola il flusso del latte.

Ingredienti:

- 1 cucchiaio di burro

- 2 tazze di asparagi, tagliati a pezzi

- 3 cucchiai di aglio

Preparazione:

In una padella, a fuoco medio, rosolare l'aglio nel burro fino a doratura. Gettare gli asparagi. Cuocere in modo uniforme mescolando di tanto in tanto per 2-3 minuti. Servire su un piatto.

Porzioni: 2

• Dimensione della dose: 154g

Quantità per porzione:

Calorie totali: 96

Grassi totali: 6,0 g

Carboidrati totali: 9.4g

Proteine: 3.8g.

Vitamine: Vitamina A 24% • Calcio 6% • Ferro 17% • Vitamina C 19%

Minerali: 46mg Sodio, Potassio 323mg

Ricca di: fibra alimentare, Ferro, Manganese, Riboflavina, Tiamina, Vitamina A, Vitamina B6, Vitamina C

22.   Farina d'avena con banane, miele e semi di sesamo

Un galattagogo ben noto, i semi di sesamo sono ricchi di Calcio. Accoppiati ad una calda ciotola confortante di farina d'avena, potrebbe causare un rilascio di ossitocina per facilitare la produzione del latte.

Ingredienti:

- 1 tazza di farina d'avena

- ½ tazza di miele

- 1 cucchiaio di semi di sesamo

- ½ tazza di banana, affettata

- 1 tazza di acqua

- 1 tazza di latte

Preparazione:

Far bollire la farina d'avena in 1 tazza di acqua e 1 tazza di latte. Cuocere a fuoco lento fino a quando non si addensa in modo uniforme. Aggiungere il miele e i semi di sesamo. Togliere dal fuoco. Cospargere con fette di banane.

Porzioni: 2

• Dimensione della dose: 408g

Quantità per porzione:

Calorie totali: 533

Grassi totali: 7,5 g

Carboidrati totali: 113.2g

Proteine: 10.8g

Vitamine: Vitamina A 1% • Calcio 22% • Ferro 16% • Vitamina C 6%

Minerali: 68 mg di Sodio, Potassio 419mg

Ricca di: Manganese, Vitamina B6

23. Insalata di patate dolci con cavolo e semi di papavero

La patata dolce contiene fitoestrogeni che favoriscono il tessuto mammario sano e l'allattamento.

Ingredienti:

- 2 patate dolci, tagliate a dadini
- 1 testa media di cavolo, tagliuzzato
- 1 cucchiaino di senape di Digione
- 4 cucchiaino di semi di papavero
- 2 cucchiai di cipolle verdi, tritate
- 2 tazze di maionese
- 1 cucchiaino di pepe
- 2 gambi di sedano, tritati
- ½ tazza di latte
- ½ cucchiaio di aceto
- 1 cucchiaino di sale

Preparazione:

Far bollire e raffreddare le patate. Tagliarle a dadini. Mescolarle con cavolo e sedano.

Per fare la salsa, mescolare tutti gli ingredienti tranne le verdure. Versare sopra le verdure. Guarnire con le cipolle verdi.

Porzioni: 4

• Dimensione della dose: 346g

Quantità per porzione:

Calorie totali: 538

Grassi totali: 41.4g

Carboidrati totali: 41.5g

Proteine: 5,1 g

Vitamine: Vitamina A 10% • Calcio 17% • Ferro 9% • Vitamina C 111%

Minerali: 1486mg Sodio, Potassio 391mg

Ricca di: Vitamina C

24. Manzo con peperone verde

La carne magra è un ottimo alimento per le madri che allattano, perché è ricca di ferro. La carenza di ferro tra le madri che allattano è associata alla scarsa produzione di latte.

Ingredienti:

- 500 g. punte di manzo
- 2/3 tazze di peperone verde
- 2 cucchiai di cipolle
- 1 cucchiaio di olio d'oliva
- 1 cucchiaio di burro
- 2 cucchiai di aglio

Preparazione:

A fiamma medio-alta, soffriggere l'aglio fino a doratura e la cipolla fino a renderla trasparente in olio d'oliva. Scottare le punte del controfiletto. Aggiungere il peperone verde. Trasferire in un piatto e buon divertimento!

Porzioni: 3

• Dimensione della dose: 209g

Quantità per porzione:

Calorie totali: 401

Grassi totali: 19.0g

Carboidrati totali: 3.7g

Proteine: 51.2g

Vitamine: Vitamina A 15% • Calcio 2% • Iron 175% • Vitamina C 47%

Minerali: 140 mg di Sodio, Potassio 760mg

Ricca di: Ferro, Fosforo, Selenio, Vitamina B6, Vitamina B12, Vitamina C, Zinco

25. Avocado con pane di frumento

I sani alimenti ad alto contenuto calorico come l'avocado sono ricchi di acidi grassi essenziali come Omega 3, 6 e 9 che producono tanto latte nutriente.

Ingredienti:

- 1 cucchiaio di maionese
- 1 avocado, snocciolato, pelato e schiacciato
- 4 bastoni crabsticks giapponesi
- 1/8 cucchiaino di sale
- 1/8 cucchiaino di pepe
- 2 fette di pane di frumento

Preparazione:

Aggiungere il purè di avocado a maionese, sale e pepe. Mescolare bene. Mettere su una fetta di pane di grano. Stratificare con crabsticks giapponesi. Servire!

Porzioni: 1

• Dimensione della dose: 273g

Quantità per porzione:

Calorie totali: 606

Grassi totali: 46.0g

Carboidrati totali: 44.1g

Proteine: 11.2g

Vitamine: Vitamina A 7% • Calcio 9% • Ferro 15% • Vitamina C 34%

Minerali: 672mg Sodio, Potassio 1118mg

Ricca di: Fibra alimentare

26.   Bistecca aglio e pepe

Il manzo, ricco di ferro, dona molta energia, proteine e Vitamina B-12.

Ingredienti:

- 400g. di bistecca di manzo

- 1/2 cucchiaino di sale kosher

- 1/8 cucchiaino di polvere d'aglio

- ½ cucchiaino di pepe

- ½ cucchiaio di olio di colza

- 1/8 cucchiaino di olio extra vergine d'oliva

Preparazione:

Lavare e asciugare la bistecca, tenendola a temperatura ambiente prima di strofinarla con sale, pepe e aglio in polvere.

Scaldare la padella con olio di colza a fuoco alto. Mettere la carne nella padella e cuocere per 3-6 minuti per lato a seconda del grado di cottura desiderato. Trasferire in un piatto e cospargere con olio extravergine.

Porzioni: 2

• Dimensione della dose: 206g

Quantità per porzione:

Calorie totali: 431

Grassi totali: 13.5g

Carboidrati totali: .5g

Proteine: 72.3g

Vitamine: Vitamina A 0% • Calcio 1% • Ferro 38% • Vitamina C 0%

Minerali: 672mg Sodio, Potassio 677mg

Ricca di: Fosforo, Selenio, Vitamina B12, Zinco

27.   Frullato di fragole e cardo mariano

Il cardo è una buona fonte di Calcio, Vitamina B12 e Zinco.

Ingredienti:

- 1 cucchiaio di semi di cardo, finemente macinati

- 1 tazza di fragole fresche

- 1 tazza di latte

- 1 tazza di yogurt alla vaniglia

- 1 tazza di gelato alla fragola

Preparazione:

Frullare tutti gli ingredienti e metterli in un bicchiere. Servire!

Porzioni: 2

• Dimensione della dose: 389g

Quantità per porzione:

Calorie totali: 316

Grassi totali: 12.1g

Carboidrati totali: 37.1g

Proteine: 14.0g

Vitamine: Vitamina A 8% • Calcio 47% • Ferro 3% • Vitamina C 73%

Minerali: 202mg Sodio, Potassio 610mg

Ricca di: Calcio, Vitamina B6, Vitamina C

28.   Frullato di avocado e latte di mandorla

Le mandorle non solo aumentano la quantità di latte materno prodotto, ma anche rendono tale latte saporito, cremoso e più dolce per i bambini; quindi, colpisce la domanda e l'offerta, caratteristica della lattogenesi.

Ingredienti:

- 4 avocado, pelati e snocciolati

- 1 cucchiaino di estratto di vaniglia

- 4 g. di zucchero bianco

- Latte di mandorla, 1 ½ tazza

- 1 tazza di panna alla vaniglia

Preparazione:

Frullare tutti gli ingredienti e metterli in un bicchiere. Servire!

Porzioni: 4

• Dimensione della dose: 329g

Quantità per porzione:

Calorie totali: 696

Grassi totali: 64.6g

Carboidrati totali: 31.9g

Proteine: 7.1g

Vitamine: Vitamina A 9% • Calcio 8% • Ferro 15% • Vitamina C 38%

Minerali: 54mg di Sodio, Potassio 1285mg

29.   Pasta spinaci e pollo

Gli spinaci sono ricchi di Ferro, Calcio, Vitamina K, Vitamina A e acido folico. Contengono fitoestrogeni che migliorano il tessuto mammario e l'allattamento.

Ingredienti:

- 2 cucchiai di aglio
- ½ tazza di petto di pollo, tagliato a dadini
- 3 cucchiai di olio d'oliva
- 5 tazze di spinaci, tritati finemente
- ½ cucchiaino di sale
- 300 grammi di pasta cotta
- ½ tazza di formaggio Cheddar, grattugiato
- 1/8 cucchiaino di pepe

Preparazione:

A fuoco medio, soffriggere aglio e cubetti di pollo. Cuocere per 3 minuti. Mescolare fino a quando il pollo è marrone chiaro. Inserire gli spinaci. Coprire per 1 minuto. Mescolare e coprire di nuovo. Continuare la cottura fino a quando le foglie sono appassite. Aggiungere un po' di olio di oliva se le foglie tendono a seccarsi. Mescolare con formaggio. Aggiungere sale e pepe. Condire la pasta.

Porzioni: 4

• Dimensione della dose: 162g

Quantità per porzione:

Calorie totali: 409

Grassi totali: 17.8g

Carboidrati totali: 44.0g

Proteine: 19.4g

Vitamine: Vitamina A 74% • Calcio 16% • Ferro 22% • Vitamina C 20%

Minerali: 450mg Sodio, Potassio 423mg

Ricca di: Vitamina A

30. Torta carota e barbabietola

La barbabietola è ad alto contenuto di beta-carotene che si crede aumenti la produzione di latte materno.

Ingredienti:

- 2 ¾ tazze di farina
- 2 ¼ tazze di zucchero semolato
- 2 cucchiaini di lievito in polvere
- 2 cucchiaini di polvere di cannella
- 6 uova
- 1 tazza di carote, grattugiate
- 1 tazza di barbabietole, grattugiate
- ½ cucchiaino di sale
- Olio di semi di girasole, 600 ml

Glassa:

- Crema di formaggio, 1 ½ tazza
- 1 ½ tazza di burro fuso
- 1 tazza di zucchero a velo
- 1 cucchiaino di estratto di vaniglia
- 1 scorza di limone

Preparazione:

Preriscaldare il forno a 350 °F.

Sbattere tutti gli ingredienti utilizzati per la glassa. Mescolare bene.

Mescolare la farina, lo zucchero semolato, il lievito, il sale e la cannella in polvere. In un'altra ciotola, mescolare le uova e l'olio di girasole per bene.

Versare il composto di uova nella miscela di farina. Aggiungere la barbabietola grattugiata e la carota. Ungere una teglia rotonda. Versare la pastella. Cuocere in forno per 35-40 minuti. Togliere dal forno. Stendere la glassa sulla torta.

Porzioni: 14

• Dimensione della dose: 196g

Quantità per porzione:

Calorie totali: 901

Grassi totali: 71.1g

Carboidrati totali: 62.9g

Proteine: 7.3g

Vitamine: Vitamina A 47% • Calcio 8% • Ferro 11% • Vitamina C 2%

Minerali: 504mg Sodio, Potassio 223mg

31.   Frullato banana, mandorle e cioccolato

Le mandorle sono ricche di Vitamina E, contengono acidi grassi essenziali Omega 3, che stimolano gli ormoni a produrre più latte.

Ingredienti:

- 1 tazza di latte di mandorla

- 1 tazza di gelato al cioccolato

- 2 cucchiai di burro di mandorle

- 3 banane sbucciate congelate

Preparazione:

Frullare tutti gli ingredienti. Dividere in bicchieri refrigerati e servire.

Porzioni: 3

• Dimensione della dose: 257g

Quantità per porzione:

Calorie totali: 453

Grassi totali: 30.8g

Carboidrati totali: 44.6g

Proteine: 7.1g

Vitamine: Vitamina A 6% • Calcio 11% • Ferro 11% • Vitamina C 21%

Minerali: 52mg Sodio, Potassio 809mg

Ricca di: Manganese

32. Minestra pomodoro e moringa

La moringa oleifera, considerata come un super-alimento, è un'erba popolare in Asia del sud, usata per stimolare la produzione di latte. E' anche ricca di Ferro, Vitamina A, Vitamina C, Calcio e Potassio.

Ingredienti:

- ½ tazza di carote, a cubetti

- ½ tazza di cavolo, tagliuzzato

- 1 l pomodori tritati

- 6 tazze di brodo di manzo

- 2 gambi di sedano, tritato

- 2 tazze di pasta maccheroni

- 1 tazza di Moringa Oleifera in foglie

- 1 pomodoro intero

- 1 ½ cucchiaio di salsa Worcester

- 2 cucchiai di zucchero di canna

Preparazione:

Cuocere la pasta secondo le istruzioni sulla confezione. Far bollire il brodo. Inserire i barattoli di salsa di pomodoro e i pomodori interi. Aggiungere la pasta. Ridurre il calore. Aggiungere tutte le verdure, coprire e cuocere per 20 minuti fino a quando tutti gli ingredienti sono morbidi.

Porzioni: 8

• Dimensione della dose: 357g

Quantità per porzione:

Calorie totali: 226

Grassi totali: 2.5g

Carboidrati totali: 39.4g

Proteine: 11.1g

Vitamine: Vitamina A 41% • Calcio 3% • Ferro 51% • Vitamina C 26%

Minerali: 632mg Sodio, Potassio 537mg

Ricca di: Niacina, Tiamina, Vitamina A, Vitamina C

33.   Zuppa d'orzo e funghi

L'orzo è un alimento lattogenico comunemente noto. Esso contiene triptofano che è un precursore della serotonina, un neurotrasmettitore presente nel cervello, nel tratto intestinale e nelle ghiandole mammarie. Alti livelli di triptofano causano un aumento della serotonina aumentando così i livelli di prolattina, che è essenziale per la produzione di latte.

Ingredienti:

- 1 tazza di funghi Shiitake, tagliati a fette sottili
- 1 cucchiaio di cipolla
- 1 cucchiaio di aglio
- 8 tazze di brodo di manzo
- 1 tazza di orzo
- ½ tazza di carote a dadini
- 2 gambi di sedano, tritato

Preparazione:

A fuoco medio, soffriggere la cipolla, l'aglio, le carote e il sedano. Cuocere fino a quando le cipolle sono trasparenti. Incorporare il fungo shiitake. Versare il brodo di manzo. Aggiungere l'orzo. Portare ad ebollizione, abbassare la fiamma e far cuocere per 50 minuti-1 ora o fino a quando l'orzo è tenero.

Dosi: 6

• Dimensione della dose: 393g

Quantità per porzione:

Calorie totali: 180

Grassi totali: 2.6g

Carboidrati totali: 28.8g

Proteine: 10.9g

Vitamine: Vitamina A 31% • Calcio 3% • Ferro 11% • Vitamina C 2%

Minerali: 1090mg Sodio, Potassio 494mg

Ricca di: Fibra alimentare, Manganese, Niacina, Fosforo, Selenio, Vitamina A

34.   Fagioli e latte di cocco

Gli acidi grassi essenziali presenti nel latte di cocco sono importante nella produzione di ormoni che regolano il latte materno. Il cocco contiene il giusto tipo di grasso per le madri che allattano grazie ai suoi acidi grassi a catena media, che possono essere facilmente ripartiti e convertiti in energia. L'acido laurico e caprico trovati nel latte di cocco sono potenti antivirali, antibatterici e con proprietà antiparassitarie che proteggono il bambino e la madre dalle malattie.

Ingredienti:

- 4 tazze di fagioli yardlong
- 3 tazze di latte di cocco
- 1 cucchiaio di aglio
- 1 cucchiaio di cipolla
- 1 cucchiaio di olio vegetale
- ½ cucchiaino di sale
- 1/8 cucchiaino di pepe

Preparazione:

Soffriggere l'aglio fino a doratura e la cipolla fino a renderla trasparente. Aggiungere il latte di cocco e far bollire a fuoco medio. Abbassare il fuoco e aggiungere i fagioli yardlong. Far bollire per 5 minuti o fino a quando i fagioli sono teneri. Aggiungere sale e pepe a piacere.

Porzioni: 4

• Dimensione della dose: 299g

Quantità per porzione:

Calorie totali: 482

Grassi totali: 46.4g

Carboidrati totali: 18.8g

Proteine: 6.3g

Vitamine: Vitamina A 15% • Calcio 7% • Ferro 23% • Vitamina C 40%

Minerali: 325mg Sodio, Potassio 716mg

Ricca di: Manganese

35.   Hamburger vegetariano

I fagioli neri contengono la più alta quantità di proteine e di fibre tra tutte le verdure.

Ingredienti:

- Fagioli neri cotti, 2 tazze
- 1 carota, tritata
- 2 uova
- 1 tazza di pangrattato
- 1 tazza di funghi, tritati
- 1 cucchiaio di cipolla tritata
- 1 cucchiaio di aglio
- 2 cucchiai di salsa di pesce
- 1 tazza di avena
- 1 cucchiaio di mostarda
- 1 cucchiaio di maionese
- 4 cucchiai di olio d'oliva

Preparazione:

Sbattere le uova in una terrina. Aggiungere tutti gli ingredienti e mescolare con le mani fino a quando la consistenza è liscia e ben amalgamata.

Formare le polpette. Friggerle fino a doratura, 5 minuti per lato.

Porzioni: 4

• Dimensione della dose: 234g

Quantità per porzione:

Calorie totali: 711

Grassi totali: 22.4g

Carboidrati totali: 99.1g

Proteine: 32.0g

Vitamine: Vitamina A 53% • Calcio 22% • Ferro 47% • Vitamina C 4%

Minerali: 968mg Sodio, Potassio 1757mg

Ricca di: Fibra, Manganese, Tiamina, Vitamina B6

36.   Marmellata Choco-edamame sul pane di grano

L'edamame contiene tutti gli aminoacidi essenziali. È ricco di proteine e carboidrati, ferro, folati, potassio, colina, vitamina K, magnesio, fosforo e manganese.

Ingredienti:

- 2 tazze di Edamame, sgusciati
- 3 cucchiai di olio extravergine d'oliva
- 2 tazze di cacao in polvere
- ¾ tazza di burro
- ½ tazza di zucchero
- Latte, 2/3 di tazza
- ¼ cucchiaino di sale
- Acqua per bollitura
- 2 fette di pane di frumento

Preparazione:

Far bollire l'edamame per 30 min. a fuoco medio-basso. Scolare il liquido. Frullare in un robot da cucina. Aggiungere l'olio d'oliva e frullare per bene.

In una ciotola, mescolare il cacao e il burro. Trasferire il composto in una ciotola. Riscaldare il miscuglio di cacao mettendo la ciotola sulla cima di una pentola con ¼ della vaschetta riempita di acqua. Scaldare a fuoco basso. Lasciar cuocere finché la pasta è cremosa e calda, ma non cotta. Mettere la miscela nel robot da cucina. Frullare e aggiungere il latte e lo zucchero gradualmente fino a ottenere un composto omogeneo. Frullare con l'edamame. Distribuire generosamente sul pane di grano. Servire!

Porzioni: 8

• Dimensione della dose: 201g

Quantità per porzione:

Calorie totali: 535

Grassi totali: 32.0g

Carboidrati totali: 55.5g

Proteine: 20.3g

Vitamine: Vitamina A 13% • Calcio 24% • Ferro 39% • Vitamina C 31%

Minerali: 484mg Sodio, Potassio 1092mg

Ricca di: Manganese

37.   Maiale all'aglio e coriandolo

Il coriandolo è tradizionalmente usato per aumentare il latte dal seno delle madri.

Ingredienti:

- ½ tazza di coriandolo tritato

- 400g. di maiale, a strisce

- 4 cucchiai di aglio

- 1 cucchiaio di olio d'oliva

- ¼ di tazza amido di mais

- 2 cucchiai di salsa di pesce

- ½ tazza di funghi

Preparazione:

Cospargere la carne di maiale con sale, pepe e amido di mais. Cuocere a fuoco medio. Soffriggere l'aglio. Friggere la carne di maiale. Aggiungere la salsa di pesce, coriandolo tritato e funghi.

Porzioni: 2

• Dimensione della dose: 280g

Quantità per porzione:

Calorie totali: 443

Grassi totali: 14.2g

Carboidrati totali: 21.5g

Proteine: 55.0g

Vitamine: Vitamina A 5% • Calcio 5% • Ferro 19% • Vitamina C 12%

Minerali: 1511mg di Sodio, Potassio 1038mg

Ricca di: Niacina, Fosforo, Selenio, Tiamina, Vitamina B6

38. Insalata di pollo e albicocca

L'albicocca contiene fitoestrogeni e triptofano che aumentano naturalmente i livelli di prolattina. Essa contiene anche calcio, fibre, vitamine A, C, e potassio.

Ingredienti:

- ½ tazza di pollo, tagliato a dadini
- 1/8 cucchiaino di sale
- 1/8 cucchiaino di pepe
- 1 cucchiaio di cipolla tritata
- 1 cucchiaio di olio d'oliva
- 1 testa di medie dimensioni di lattuga romana
- 5-6 albicocche, snocciolate e dimezzate
- 1 cucchiaio di mandorle, tritate

Condimento:

- 1 cucchiaino di semi di sesamo
- 1 ½ tazze di aceto balsamico
- 2 cucchiai di aglio
- 1/8 cucchiaino di sale
- 2 cucchiai di zucchero di canna
- 1 tazza di olio extra vergine di oliva

Preparazione:

Soffriggere pollo e cipolle a fuoco medio. Trasferire in un piatto e mescolare con la lattuga. Inserire le albicocche e le mandorle.

Per fare il condimento, aggiungere l'aceto balsamico, zucchero, sale e frullare. Aggiungere pepe e aglio. A poco a poco aggiungere l'olio extravergine d'oliva alla miscela balsamica. Sbattere continuamente fino ad amalgamare bene. Condire l'insalata.

Porzioni: 5

• Dimensione della dose: 178g

Quantità per porzione:

Calorie totali: 453

Grassi totali: 44.7g

Carboidrati totali: 9.8g

Proteine: 5,1 g

Vitamine: Vitamina A 14% • Calcio 3% • Ferro 3% • Vitamina C 8%

Minerali: 131mg Sodio, Potassio 203mg

39.   Frullato di carote, curcuma e miele

La curcuma è ricca di vitamine, minerali e proteine. Stimola l'allattamento e previene l'infezione batterica grazie alle sue proprietà antisettiche.

Ingredienti:

- 2 tazze di carote a dadini

- ¼ cucchiaino di curcuma in polvere

- 1 ½ tazza di latte di mandorla

- ¼ tazza di miele

- 3-6 cubetti di ghiaccio

Preparazione:

Cuocere le carote a vapore per 15-20 minuti finché sono tenere. Trasferire in un frullatore. Aggiungere acqua. Creare una purea.

Inserire tutti gli altri ingredienti. Mettere in un bicchiere e gustare!

Porzioni: 3

• Dimensione della dose: 222g

Quantità per porzione:

Calorie totali: 393

Grassi totali: 28.6g

Carboidrati totali: 37.3g

Proteine: 3.4g

Vitamine: Vitamina A 245% • Calcio 5% • Ferro 13% • Vitamina C 13%

Minerali: 70mg Sodio, Potassio 569mg

Ricca di: Manganese, Vitamina A

40.   Pollo al barbecue condito con anacardi schiacciati

L'anacardio è ricco di acidi grassi essenziali e grassi monoinsaturi che aiutano a produrre del latte materno più nutriente e più grasso.

Ingredienti:

- 2 cucchiai di anacardi, schiacciati
- 1 cucchiaio di cipolla tritata
- 300 grammi di petto di pollo
- 2 cucchiai di olio d'oliva
- Prezzemolo per guarnire
- Sale e pepe a piacere

Salsa barbecue:

- 3/4 di tazza di ketchup
- ¼ di tazza di zucchero di canna
- 1 cucchiaio di aceto
- 1 cucchiaio di Worcester
- 2 cucchiaini di paprica
- 2 cucchiai di burro
- 2 cucchiai di cipolla tritata
- 2 cucchiai di senape di Digione

Preparazione:

Mescolare tutti gli ingredienti per fare la salsa barbecue. Strofinare il petto di pollo con olio d'oliva, sale e pepe. Soffriggere le cipolle fino a renderle trasparenti. Friggere il pollo a fuoco medio per 10 minuti. Capovolgere e cuocere per altri 10 minuti. Trasferire in un piatto. Condire con salsa barbecue. Cospargere di anacardi schiacciati. Guarnire con il prezzemolo.

Porzioni: 3

• Dimensione della dose: 230g

Quantità per porzione:

Calorie totali: 471

Grassi totali: 24.0g

Carboidrati totali: 32.2g

Proteine: 34.9g

Vitamine: Vitamina A 31% • Calcio 5% • Ferro 14% • Vitamina C 19%

Minerali: 1114mg Sodio, Potassio 601mg

Ricca di: Niacina, Selenio, Vitamina B6

41.   Carbonara cremosa con bietole

Le bietole contengono un'eccellente quantità di calcio e magnesio. Sono anche piene di folati, carotenoidi, luteina e beta-carotene.

Ingredienti:

* 3 uova

* 1 tazza di barbabietola verde

* ½ tazza di pancetta, tagliata a quadratini

* 1 tazza di Cheddar, grattugiato

* Sale e pepe a piacere

* Olio extravergine d'oliva

* ½ tazza di panna light

* Prezzemolo per guarnire

Preparazione:

A fuoco medio, soffriggere la cipolla fino a renderla trasparente, aggiungere la pancetta fino a quando diventa croccante. Inserire le bietole, cuocere per 3-5 minuti fino a quando appassiscono.

Sbattere uova, panna, formaggio e pepe. Versare il composto in padella. Mescolare fino ad amalgamare bene.

Condire la pasta.

Guarnire con il prezzemolo.

Porzioni: 2

• Dimensione della dose: 153g

Quantità per porzione:

Calorie totali: 364

Grassi totali: 28.7g

Carboidrati totali: 3.7g

Proteine: 23.3g

Vitamine: Vitamina A 48% • Calcio 47% • Ferro 11% • Vitamina C 8%

Minerali: 475mg Sodio, Potassio 252mg

Ricca di: Calcio, Fosforo, Selenio, Vitamina A

42.   Riso integrale con pollo e scalogno

Il riso integrale contiene stimolanti ormonali che possono aumentare l'allattamento. Regola l'umore e mantiene costanti i livelli di zucchero nel sangue. Inoltre fornisce energia per l'allattamento alle madri assicurando loro le calorie necessarie per produrre la migliore qualità di latte.

Ingredienti:

• 1 cucchiaio di curcuma

• 300 grammi di pollo, tagliato a dadini

• 1 tazza di riso integrale

• 1 tazza di acqua per la cuocere il riso

• 1 cucchiaio di cipolle

• 1 cucchiaio di aglio

• ½ tazza di scalogno

Preparazione:

Cuocere il riso in una pentola con una tazza di acqua per ogni tazza di riso. Raffreddare.

In una padella, a fuoco medio, cuocere aglio e cipolle. Aggiungere il pollo e cuocere per 5-6 minuti. Aggiungere la polvere di curcuma e mantecare con il riso integrale. Mescolare fino a completa omogeneità. Aggiungere lo scalogno e mescolare per un po' fino a quando le foglie diventano di colore verde scuro. Trasferire in un piatto da portata. Servire caldo.

Porzioni: 3

• Dimensione della dose: 267g

Quantità per porzione:

Calorie totali: 399

Grassi totali: 5,0 g

Carboidrati totali: 52.2g

Proteine: 34.4g

Vitamine: Vitamina A 4% • Calcio 6% • Ferro 18% • Vitamina C 8%

Minerali: 72mg Sodio, Potassio 477mg

Ricca di: Manganese, Niacina

43. Banana split con pistacchi

I pistacchi sono ricchi di ferro, folato, calcio, fibre, vitamina E, carotene e potassio. Essi contengono anche gli acidi grassi monoinsaturi e gli acidi grassi omega-3 che sono essenziali per lo sviluppo del cervello del bambino.

Ingredienti:

- 2-3 banane, tagliate a metà, poi in lungo
- 1 cucchiaio di gelato alla vaniglia
- 1 cucchiaio di gelato alla fragola
- ½ tazza di pistacchi
- 1 tazza di farina
- 2 cucchiai di zucchero
- 1 cucchiaino di lievito in polvere
- 1 uovo
- ½ tazza di sciroppo al cioccolato

Preparazione:

Sbattere l'uovo, la farina, lo zucchero e il lievito. Mescolare le banane nella miscela. Friggere per 6 minuti e trasferire in un piatto.

Mescolare il gelato alla vaniglia e alla fragola e metterli ai lati. Cospargere con sciroppo di cioccolato.

Porzioni: 3

• Dimensione della dose: 316g

Quantità per porzione:

Calorie totali: 647

Grassi totali: 15.4g

Carboidrati totali: 119.9g

Proteine: 13.0g

Vitamine: Vitamina A 9% • Calcio 20% • Ferro 23% • Vitamina C 18%

Minerali: 171mg Sodio, Potassio 1014mg

44.   Frullato di mango, banane, cetriolo e semi di lino

I semi di lino sono una ricca fonte di acido alfa-linolenico (ALA) aumentando così il contenuto di ALA del latte materno. Esso è parzialmente convertito in acidi grassi come l'acido docosaesaenoico (DHA) e acido eicosapentaenoico (EPA). Gli acidi grassi aumentano la produzione di latte. I semi di lino sono anche ricchi di folato, magnesio, potassio, vitamina E, vitamina B-6, rame e zinco.

Ingredienti:

•   ½ tazza di cetriolo

•   2 mango

•   1-2 cucchiai di semi di lino

•   ½ tazza di miele

•   1 banana

•   1 tazza di yogurt

Preparazione:

Frullare tutti gli ingredienti e servire!

Porzioni: 2

• Dimensione della dose: 296g

Quantità per porzione:

Calorie totali: 420

Grassi totali: 2.8g

Carboidrati totali: 93.9g

Proteine: 8,7 g

Vitamine: Vitamina A 3% • Calcio 24% • Ferro 9% • Vitamina C 12%

Minerali: 91mg Sodio, Potassio 609mg

Ricca di: Vitamina B6

45.   Frullato cavolo e mirtilli

Il mirtillo è ricco di antiossidanti. Esso contiene inoltre vitamine e minerali che stimolano l'allattamento.

Ingredienti:

- 1 tazza di mirtilli

- 2 tazze di cavolo, lavato e tritato

- 1 tazza di yogurt normale

- 3-6 cubetti di ghiaccio

Preparazione:

Frullare tutti gli ingredienti e servire!

Porzioni: 2

• Dimensione della dose: 262g

Quantità per porzione:

Calorie totali: 162

Grassi totali: 1.8g

Carboidrati totali: 26.1g

Proteine: 9.5g

Vitamine: Vitamina 207% • Calcio 31% • Ferro 12% • Vitamina C 155%

Minerali: 115 mg di Sodio, Potassio 671mg

Ricca di: Calcio, Manganese, Fosforo, Potassio, Riboflavina, Vitamina A, Vitamina B6, Vitamina C

46.   Insalata di pollo e noci

Le noci sono sane, sono cibi ad alto contenuto calorico che forniscono le giuste calorie per la produzione di latte. Esse contengono anche gli acidi grassi essenziali Omega 3, 6 e 9.

Ingredienti:

- 1/2 tazza di noci, tritate
- 300 grammi di petto di pollo alla griglia
- ½ tazza di pomodori ciliegia
- 2/3 di tazza di maionese
- 1/3 tazza di panna acida
- 1 cucchiaio di olio d'oliva
- 1 testa media di lattuga romana

Preparazione:

Strofinare l'olio d'oliva, sale e pepe sul pollo grigliato. Triturare con l'aiuto delle forchette. Mettere da parte. Per la salsa, mescolare la maionese e la panna acida fino ad amalgamarle.

Mescolare tutti gli altri ingredienti con la salsa e il pollo triturato in una ciotola. Cospargere di noci e servire!

Porzioni: 4

• Dimensione della dose: 310g

Quantità per porzione:

Calorie totali: 466

Grassi totali: 32.8g

Carboidrati totali: 16.6g

Proteine: 29.6g

Vitamine: Vitamina 8% • Calcio 5% • Ferro 29% • Vitamina C 16%

Minerali: 384mg Sodio, Potassio 546mg

Ricca di: Niacina, Vitamina B6

47. Pollo arrosto con limone e aneto

L'aneto è un galattagogo ricco di fibre, vitamine A, C, acido folico, antiossidanti e minerali.

Ingredienti:

- 4 petti di pollo

- ½ tazza di aneto

- ½ cucchiaino di succo di limone

- ½ tazza di prezzemolo

- 1 tazza di carota, tagliata a strisce

- ½ cucchiaino di sale

- 1 spicchio d'aglio

- 2 cucchiai di cipolla

- ½ cucchiaino di pepe

- 2 cucchiai di olio d'oliva

Preparazione:

Tagliare o dividere ogni petto di pollo a metà. Condire il pollo con sale e pepe. Scottare il pollo per 3 minuti su ogni lato fino al 90% della cottura. Trasferire in un piatto.

Nella stessa padella, aggiungere un altro cucchiaio di olio d'oliva. Soffriggere l'aglio e la cipolla fino a doratura. Aggiungere le carote, prezzemolo, aneto e il succo di limone. Raschiare il fondo della pentola per rendere più saporita la salsa. Togliere dal fuoco. Mettere sopra i petti di pollo.

Porzioni: 3

• Dimensione della dose: 210g

Quantità per porzione:

Calorie totali: 350

Grassi totali: 15.5g

Carboidrati totali: 9.9g

Proteine: 42.9g

Vitamine: Vitamina 150% • Calcio 19% • Ferro 36% • Vitamina C 35%

Minerali: 556mg Sodio, Potassio 797mg

Ricca di: Niacina, Selenio, Vitamina A, Vitamina B6

48.   Zuppa di mais e moringa

La moringa oleifera, considerata come un super-alimento, è un'erba popolare in Asia del sud, usata per stimolare la produzione di latte. E' anche ricca di Ferro, Vitamina A, Vitamina C, Calcio e Potassio.

Ingredienti:

• 1 tazza di Moringa Oleifera in foglie

• ½ tazza di mais

• 6 tazze di brodo di pollo

• 1 cucchiaio di cipolle

• 1 uovo

Preparazione:

A fuoco medio, soffriggere agli e cipolle fino a doratura. Aggiungere il brodo di pollo. Portare a ebollizione. Aggiungere le foglie di Moringa e il mais. Far bollire per 3 minuti. Abbassare la fiamma, inserire l'uovo e cuocere per un altro minuto o due.

Porzioni: 4

• Dimensione della dose: 393g

Quantità per porzione:

Calorie totali: 90

Grassi totali: 3.3g

Carboidrati totali: 5.4g

Proteine: 9,2 g

Vitamine: Vitamina 1% • Calcio 2% • Ferro 8% • Vitamina C 2%

Minerali: 1161mg Sodio, Potassio 373mg

Ricca di: Niacina, Ferro, Manganese, Fosforo, Potassio, Vitamina B6

49.   Frullato melone e moringa

Il superfood Moringa oleifera contiene più Vitamina C di un'arancia, ottima per il sistema immunitario di una madre che allatta. Esso contiene inoltre 25 volte più ferro di una porzione di spinaci, e impedisce l'anemia da carenza di ferro tra le madri. Le foglie della Moringa contengono anche 4 volte la fibra dell'avena.

Ingredienti:

- 2 cucchiai di Moringa oleifera, in foglie secche

- 3-4 cucchiai di miele

- 2 tazze di melone

- 3-4 cubetti di ghiaccio

Preparazione:

Frullare tutti gli ingredienti e servire!

Porzioni: 1

• Dimensione della dose: 375g

Quantità per porzione:

Calorie totali: 298

Grassi totali: 0.6g

Carboidrati totali: 77.4g

Proteine: 2.8g

Vitamine: Vitamina 211% • Calcio 3% • Ferro 5% • Vitamina C 191%

Minerali: 52mg Sodio, Potassio 866mg

Ricca di: Vitamina A, Vitamina C

50. Crema di fagioli mung

I fagioli sono ricchi di proteine, acido folico, vitamina B1 e calcio, che sono essenziali nella produzione di latte materno nutriente.

Ingredienti:

- 2 1/2 tazza di fagioli Mung

- 2 oz di pollo, tritato

- 1 cucchiaio di aglio

- 1 cucchiaio di cipolla

- 8 tazze di acqua

- Sale e pepe a piacere

Preparazione:

Soffriggere l'aglio, la cipolla e il pollo per circa 4 minuti. Aggiungere l'acqua e i fagioli mung. Portare a ebollizione. Abbassare la fiamma. Aggiungere sale e pepe a piacere. Servire caldo.

Dosi: 6

• Dimensione della dose: 415g

Quantità per porzione:

Calorie totali: 316

Grassi totali: 1.3g

Carboidrati totali: 54.6g

Proteine: 23.4g

Vitamine: Vitamina A 2% • Calcio 13% • Ferro 33% • Vitamina C 8%

Minerali: 29mg di Sodio, Potassio 1104mg

Ricca di: Fibra alimentare, Ferro, Magnesio, Fosforo, Tiamina

ALTRI TITOLI DELL'AUTORE

70 ricette efficaci per prevenire e risolvere i vostri problemi di sovrappeso: bruciate velocemente le calorie con una dieta appropriata ed una alimentazione intelligente

di

Joe Correa CSN

48 ricette per risolvere i problemi di acne: un modo veloce e naturale per porre fine ai vostri problemi di acne in meno di 10 giorni!

di

Joe Correa CSN

41 ricette per prevenire l'Alzheimer: riducete o eliminate il vostro stato di Alzheimer in 30 giorni o meno!

di

Joe Correa CSN

70 ricette efficaci contro il cancro al seno: per prevenire e combattere il cancro al seno con una alimentazione intelligente e cibi efficaci.

di

Joe Correa CSN

www.ingramcontent.com/pod-product-compliance
Lightning Source LLC
Chambersburg PA
CBHW051029030426
42336CB00015B/2786